Yosra Yahia
Abdelwahab Mghirbi
Jihène Guissouma

Insuficiência respiratória aguda nos idosos no departamento de emergência

Yosra Yahia
Abdelwahab Mghirbi
Jihène Guissouma

Insuficiência respiratória aguda nos idosos no departamento de emergência

Dificuldades de tratamento ventilatório não-invasivo e factores de previsão

ScienciaScripts

ÍNDICE

INTRODUÇÃO

Os departamentos de emergência estão a receber um número crescente de doentes idosos (1). Isto pode ser explicado em parte pelo envelhecimento significativo da população (2).

A Organização Mundial de Saúde (OMS) define uma "pessoa idosa" como uma pessoa com mais de 65 anos de idade (2). No entanto, as novas definições tendem a evoluir para uma estimativa da idade fisiológica, tendo em conta a presença ou ausência de co-morbilidades, o que permitiria uma melhor apreciação do envelhecimento do organismo (2).

Devido à maior frequência de doenças respiratórias e/ou cardiovasculares crónicas, os doentes idosos apresentam-se frequentemente ao departamento de emergência com insuficiência respiratória aguda (IRA). Trata-se de uma emergência extrema em que o paciente apresenta sinais clínicos de insuficiência respiratória aguda, que podem ser acompanhados por sinais de insuficiência cardíaca e sinais neuropsicológicos de hematose deficiente e oxigenação dos tecidos. A gestão terapêutica destes pacientes ocorre principalmente na sala de emergência e deve ser rápida e eficaz, porque o prognóstico vital está iminentemente comprometido. A abordagem terapêutica, como para os pacientes de qualquer idade, baseia-se no início de um tratamento ventilatório adaptado, cujo objectivo é melhorar as trocas gasosas, diminuindo ao mesmo tempo o trabalho de respiração. Este tratamento deve ser associado a um tratamento medicinal que depende da etiologia da IRA. Nos idosos, as etiologias são frequentemente associadas, o que pode complicar a gestão terapêutica da IRA. Entre os suportes ventilatórios, a ventilação não-invasiva (VNI) pode ser uma alternativa, permitindo evitar tanto quanto possível as complicações da ventilação invasiva. Esta modalidade ventilatória inclui todas as técnicas de assistência respiratória mecânica que não requerem uma abordagem endotraqueal por intubação ou traqueostomia. É geralmente referida como ventilação por pressão positiva não invasiva na qual o paciente e o ventilador estão ligados por uma máscara ou boquilha (3).

A eficácia da VNI tem sido amplamente estabelecida durante a insuficiência cardíaca aguda (FAA) e a descompensação aguda da doença pulmonar obstrutiva crónica (DAC) (4).

Nos departamentos de emergência, a VNI é cada vez mais praticada, especialmente nos idosos, onde em alguns casos é a única alternativa de assistência respiratória oferecida no contexto de uma limitação dos cuidados terapêuticos. Embora esta técnica seja comummente utilizada para a gestão da IRA nos idosos no departamento de emergência, os dados específicos continuam a ser limitados no que diz respeito à sua eficácia nesta população. Os objectivos deste trabalho são o estudo das características da terapia ventilatória não-invasiva nos idosos admitidos no departamento de urgência para as IRA e o destaque dos factores preditivos.

MÉTODOS

I- O método

I.1. Tipo de estudo

Este é um estudo retrospectivo realizado no departamento de urgências do hospital universitário La Rabta.

I.2. Descrição do local do estudo

O departamento de emergência da CHU La Rabta atrai pacientes de toda a Tunísia e mesmo de outras regiões do território nacional, com um número de consultores de 100.000 por ano. Inclui vários sectores organizados:

o Abertura de uma sala de recepção de pacientes na entrada do departamento.

o Uma unidade de triagem onde uma enfermeira organizadora de emergência (ENO) realiza a avaliação inicial de cada paciente medindo os sinais vitais e registando-os num formulário de observação do paciente. Um electrocardiograma (ECG) é realizado em função do contexto clínico. No final desta avaliação, a IOA refere o paciente de acordo com o motivo da consulta e a presença ou ausência de sinais de gravidade.

o   Uma sala de emergência de nível B para pacientes com uma patologia aguda considerada reversível que requer cuidados e monitorização durante algumas horas na ausência de angústia vital que requeira ressuscitação.

o Uma sala de trauma

o Uma sala para amostras biológicas e a administração de tratamentos

o Uma sala de radiologia padrão

o Uma sala de consulta de cirurgia e duas salas de consulta de medicina o E finalmente, um serviço de hospitalização com duas salas de cuidados intensivos para pacientes que necessitam de cuidados intensivos e três salas de observação que formam a UHCD ou unidade de hospitalização de curta duração.

Na prática, os pacientes com sinais de ARF são rapidamente transferidos para as salas de reanimação do departamento.

I.3. O período de estudo

Este estudo foi realizado durante um período de um ano e quatro meses, de Janeiro de 2017 a Abril de 2018.

I.4. Critérios de selecção dos pacientes

- Critérios de inclusão:

Foram incluídos todos os pacientes com mais de sessenta e cinco anos admitidos no departamento de urgências por causa de LRA que necessitavam de VNI.

- Critérios de não-inclusão: Não foram incluídos no nosso estudo:

Os pacientes colocados em VNI para efeitos de pré-oxigenação ou desmame da ventilação mecânica.

- Critérios de Exclusão:

Os pacientes com dados em falta foram excluídos

I.5. Recolha de dados

Os dados foram recolhidos a partir dos registos hospitalares num formulário pré-estabelecido, incluindo:

- Parâmetros sociodemográficos: idade, sexo, história e índice Charlson calculado para todos os doentes para avaliar comorbilidades (ver apêndice).

- Parâmetros clínicos à admissão: pleuropulmonar, cardiovascular, neurológico e exame geral (temperatura)
- Parâmetros paraclínicos fornecidos pelo gás sanguíneo inicial (ABG), o resto do trabalho biológico, electrocardiograma (ECG), e radiografia de tórax.

Os dados foram então introduzidos e analisados utilizando o software SPSS versão 22.

II- A prática da ventilação não-invasiva

II.1. Modos e respiradores

- Modo de apoio inspiratório

Durante o período do estudo, o modo de Apoio Inspiratório foi aplicado utilizando ventiladores Taema, Newport e Covidien.

Este modo permite fornecer dois níveis de pressão em ventilação espontânea (SV) durante os dois tempos de respiração, nomeadamente uma ajuda inspiratória (IA) e uma pressão expiratória positiva (PEP).

Para o gatilho inspiratório, foi normalmente estabelecido um corte de 2L/min.

A FiO_2 está ajustada aos objectivos terapêuticos de oxigenação do alvo. Do mesmo modo, os parâmetros ventilatórios: IA, PEEP, inclinação e gatilho expiratório são adaptados à patologia causal e à resposta clínica do paciente.

Isto é avaliado através da monitorização contínua do volume corrente expiratório (ETV), volume minuto expiratório (EMV) e frequência respiratória, exibida no ventilador. Recomenda-se um ETV alvo de 6 a 8 ml/kg (5,6). Do mesmo modo, a monitorização contínua da saturação periférica de oxigénio (SpO_2), frequência cardíaca (FC), e rastreio electrocardiográfico é instituída durante a sessão VNI com medição da pressão arterial de quatro em quatro horas e monitorização de outros parâmetros clínicos, em particular o estado neurológico e a gasometria arterial.

• O modo CPAP (ou pressão positiva contínua das vias aéreas)

Este modo, que fornece PEEP contínuo, é aplicado através de uma válvula Boussignac com um manómetro disponível para monitorizar o nível de PEEP.

II.2. A interface

No nosso departamento, isto é feito através de uma máscara naso-buccal cujo tamanho é adaptado à morfologia do paciente, a fim de evitar fugas. Esta máscara é então fixada por meio de um arnês, de modo a garantir a sua estanqueidade e a respeitar o conforto do paciente depois de lhe ter explicado o procedimento, o benefício esperado e de lhe ter deixado um tempo de adaptação.

III- Análise estatística

Foi descritivo em primeira instância com o cálculo das frequências absolutas e relativas para as variáveis qualitativas. Também calculámos médias e desvios-padrão para as variáveis quantitativas. As comparações de duas médias em séries independentes foram realizadas utilizando o teste t de Student para séries independentes e, em caso de não validade, pelo teste não paramétrico Mann-Whithney.As comparações de percentagens sobre séries independentes foram feitas pelo teste qui-quadrado de Pearson e, em caso de invalidez deste teste, pelo teste exacto de Fisher. A falha da VNI foi definida pelo uso de intubação orotraqueal, hospitalização na UCI, e mortalidade intra-hospitalar.o estudo analítico centrou-se na correlação entre parâmetros clínicos e biológicos na admissão e mortalidade intra-hospitalar. O limiar de significância foi fixado em 0,05. Figuras e diagramas que ilustram os principais resultados foram produzidos utilizando o software SPSS.

IV-Pesquisa bibliográfica

Os motores dos motores de busca eram: PubMed, Ciência Direct e CochraneUtilizámos as seguintes palavras-chave:

- A ventilação ventilação não invasiva, sujeito sujeito idoso, emergências,insuficiência respiratória aguda, dispneia

- Ventilação não invasiva, idosos, pacientes idosos, insuficiência respiratória aguda, emergência, ventilação por pressão positiva das vias aéreas, Bilevel, CPAP.

RESULTADOS

Durante o período do estudo, recolhemos 75 pacientes.

I- Características da população do estudo

I.1. Características demográficas

A nossa população tinha uma clara predominância masculina com 72% de homens (n=54), 28% de mulheres (n=21) e uma proporção de sexo de 2,57.A idade média da população era de 74 anos com uma idade mínima de 65 anos e uma idade máxima de 88 anos. Os indivíduos muito idosos, ou seja, com mais de 75 anos de idade, representavam 50,7% da população.

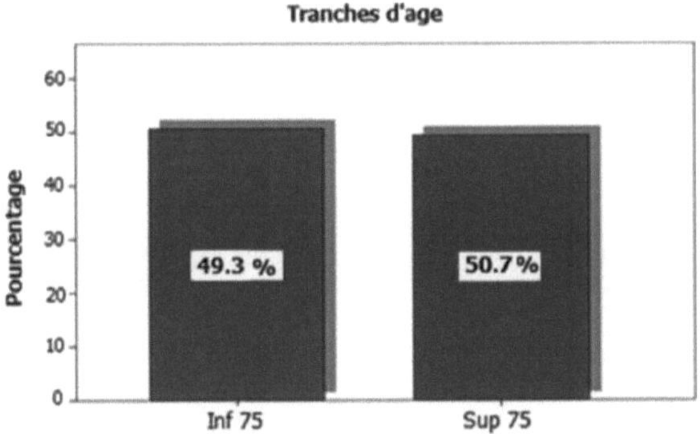

Figura 1: Distribuição da população por mais e menos de 75 anos

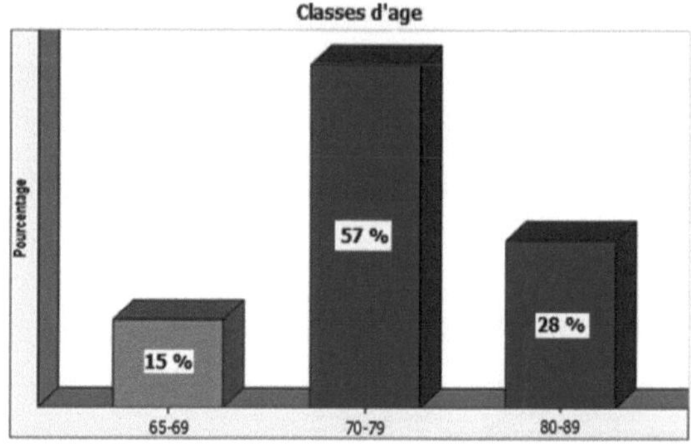

Figura 2: Distribuição da população por faixa etária

A categoria de idade de 70-79 anos incluía mais de metade dos pacientes ou 57%.

I.2. Características clínicas

As características clínicas da população à admissão estão representadas nas tabelas seguintes (Tabelas I, II e III):

Tabela I: História do paciente

Antecedentes	% (N=75)
HTA	51
COPD	67
Insuficiência cardíaca	29
ACFA	28
Insuficiência coronária	20
Insuficiência renal	27
Diabetes	35
STROKE	8

HA: tensão arterial elevada; DPOC: doença pulmonar obstrutiva crónica; AFCA: fibrilação atrial arritmia cardíaca; AVC: acidente vascular cerebral

O índice de Charlson tinha um valor mediano de 5. O valor mínimo era 3 e o máximo era 9.

Quadro II: Avaliação inicial dos parâmetros vitais

Sinais vitais	Mão de obra	%
SpO2 (%)		
90-94	7	9,3
86-89	24	32
80-85	16	21,3
<80	28	37,3
FR (c/mn)		
>30c/min	41	55
25-30 c/min	26	34
20-24	5	7
<20	3	4
SAP (mmHg)		
>180	11	15
<100	1	1,3
DBP (mmHg)		
≤40	0	0
>90	9	12
Ritmo cardíaco (c/min)		
>120	20	27
90-120	46	61
<90	9	12
Temperatura >38°C	15	20
SG		
15	53	71
9-14	17	22
≤8	5	7

SpO2: saturação periférica de oxigénio; RF: frequência respiratória; SBP: pressão arterial sistólica; DBP: pressão arterial diastólica; GCS: pontuação de Glasgow

Quadro III: Outros sinais clínicos

Sinais clínicos	%
Sinais de luta	83
Balanças de crackling	48
Carris irmãos	63,5
Ressonadores	23
TSJ	32
OMI	45
RHJ	17

TSJ: turgescência jugular espontânea; OMI: edema das extremidades inferiores;

RHJ: refluxo hepato-jugular

Os dados da análise de amostras de sangue na admissão (Biologia e GDS) estão resumidos nos quadros seguintes (Tabelas IV e V):

Quadro IV: Dados biológicos à admissão

Análises biológicas do sangue	Mão de obra	%
Ureia (g/L)		
≤0,45	21	28
>0,46	52	70
Creatinina (mg/L)		
≤12	36	48
>12	37	49
NFS		
Hemoglobina < 10 g/dL	9	10
WBC >10000/mm3	49	65
WBC <4000/mm3	5	7
CRP > 10mg/L	51	68

CBC: hemograma; WBC: glóbulos brancos; CRP: proteína C-reativa

Tabela V: Análise dos Gases Sanguíneos de Admissão

GDS	Valor médio
pH	7,32 (±0,08)
PaCO2 (mmHg)	61 (±22)
HCO3 (mmoles/L)	30,4 (±10,4)

GDS: gás sanguíneo; PaCO2: pressão arterial de dióxido de carbono; HCO3: nível de bicarbonato sanguíneo

A análise radiográfica do tórax mostrou síndrome alveolar-intersticial unilateral em 18%, bilateral em 48% e efusão pleural em 27%. As anomalias eléctricas presentes na admissão foram perturbações de repolarização (65%), arritmia cardíaca por fibrilação atrial (21%), perturbações condutoras do tipo bloco de ramos (12%), e perturbações de excitabilidade (5%).

II- Etiologias da insuficiência respiratória aguda

Os diagnósticos etiológicos da LRA foram DABPCO em 72% dos casos, CIA em 61%, doença pulmonar em 37%, e embolia pulmonar em 1%. 55% dos pacientes tiveram mais de um diagnóstico etiológico de LRA. Os diagnósticos etiológicos de LRA estão representados na tabela seguinte (Tabela VI):

Quadro VI: Diagnósticos etiológicos de insuficiência respiratória aguda

Diagnóstico etiológico de ARF	Mão de obra	%
DABPCO por superinfecção bronquial	18	24
DABPCO pela ICA	14	19
DABPCO por pneumopatia	10	13
DABPCO por ICA e pneumopatia	12	16
Isolado ICA	14	19
ICA por pneumopatia	5	7
Doença pulmonar isolada	1	1
Embolia pulmonar	1	1

IRA:insuficiência respiratória insuficiência respiratória insuficiência respiratória aguda; DABPCO: descompensação aguda de doença pulmonar obstrutiva crónica; ACF: insuficiência cardíaca aguda

Os factores de descompensação da ICA estão representados no quadro abaixo (Quadro VII):

Quadro VII: Os factores de descompensação da insuficiência cardíaca aguda

Factores na descompensação da ACI	%
SCA	22
Emergência hipertensiva	11
Infecção Bronchopulmonar	57
Desordem rítmica	11
Diferença de velocidade	2

ACI: insuficiência cardíaca aguda; ACS: síndrome coronária aguda.

III-Gestão terapêutica

III.1. Os tratamentos administrados

Os tratamentos medicamentos prescritos para fins etiológicos foram furosemida
para 66% dos pacientes, bricanil nebulizado e atrovente, bem como
hemisuccinato de hidrocortisona para 73%, e tratamento antibiótico para 69%
dos casos.Outros tratamentos foram isosorbida dinitrato para 11% e amiodarona
para 10% dos casos. 1% dos doentes necessitaram do uso de drogas vasoativas.

III.2. Tratamento ventilatório por ventilação não invasiva

A ventilação não invasiva foi realizada de acordo com o modo VS-AI-PEP para
85% dos casos e de acordo com o modo CPAP para 15% para uma duração
média de 7 horas (±6).

IV-Progresso e encaminhamento do paciente

IV.1. Curso clínico e encaminhamento de pacientes

O sucesso clínico da VNI foi observado em 68% dos pacientes com 61% de alta
em casa e 7% transferidos para uma enfermaria pulmonar ou cardíaca após o
desmame da VNI durante pelo menos 24 horas. Entre os 61% que tiveram alta
em casa, 5% necessitaram de oxigenoterapia a longo prazo. Além disso, 8% dos
pacientes foram hospitalizados em cuidados intensivos e o uso de entubação
envolveu 1,3% dos pacientes. A taxa de mortalidade intra-hospitalar foi de 24%.
O insucesso da VNI dizia assim respeito a 32% dos pacientes.

Quadro VIII: Progresso e encaminhamento do paciente

Orientação/Evolução	%
Transferência para cuidados intensivos	8
Transferência para pneumologia ou cardiologia	7
Voltar para casa	61
Mortalidade intra-hospitalar	24

IV.2. Duração da estadia

A duração da hospitalização nas urgências foi inferior a 24 horas para 20% dos casos e superior a 24 horas para 80%, com uma duração média de 48 horas, uma duração mínima de 5 horas e uma duração máxima de 125 horas.

V- Factores prognósticos

Foi estudada a correlação dos parâmetros clínicos com a mortalidade intra-hospitalar. Os factores clínicos correlacionados com o risco de mortalidade intra-hospitalar na análise univariada foram história de hipertensão ($p=0,026$), refluxo hepato-jugular ($p=0,028$) e IMO ($p=0,016$). O diagnóstico etiológico da LRA não se correlacionou com o risco de mortalidade ($p>0,05$). Os factores de prognóstico biológico que emergiram no nosso estudo foram a ureia sanguínea$>0,45$g/L ($p=0,005$), CRP>10mg/L ($p=0,004$) e o pH inicial ($p=0,044$).

Quadro IX: Correlação dos parâmetros sociodemográficos e de fundo com a mortalidade intra-hospitalar

Parâmetros	Grupo sobreviventes	Grupo falecido	P
Tipo			0,246
masculino	43	11	
feminino	14	7	
Grupos etários			0,308
65-69	10	1	
70-79	33	10	
80-89	4	7	
Antecedentes			
COPD			0,251
sim	40	10	
não	17	8	
Insuficiência cardíaca			0,87
sim	17	5	
não	40	13	
Insuficiência coronária			1
sim	12	3	
não	45	15	
Fibrilação atrial			0,53
sim	17	4	
não	40	14	
Insuficiência renal			1
sim	15	5	
não	42	13	
HTA			0,026
sim	33	5	
não	24	13	

DPOC: doença pulmonar obstrutiva crónica; hipertensão arterial: tensão arterial elevada

Quadro X: Correlação entre a mortalidade respiratória e a mortalidade intra-hospitalar

Parâmetros	Grupo sobreviventes	Grupo falecido	p
SpO2<80			0,876
sim	21	7	
não	36	11	
SpO2 80-85%.			0,05
sim	9	7	
não	48	11	
SpO2 85-89%.			0,11
sim	21	3	
não	36	15	
SpO2>90			1
sim	6	1	
não	51	17	
FR<20 ciclos/minuto			0,57
sim	2	1	
não	55	17	
20-24 ciclos/minuto			0,086
sim	2	3	
não	55	15	
25-29 ciclos/minuto			0,892
sim	20	6	
não	37	12	
>30c/min			0,32
sim	33	8	
não	24	10	
Sinais de luta			1
sim	47	15	
não	10	3	
SpO2: saturação periférica de oxigénio; RF: frequência respiratória			

Quadro XI : Correlação dos parâmetros cardiovasculares à mortalidade intra-hospitalar			
Parâmetros	Grupo Sobrevivente	Grupo falecido	p
RHJ			0,028
sim	6	6	
não	49	11	
TSJ			0,35
sim	16	7	
não	39	10	
OMI			0,016
sim	21	12	
não	35	5	
PAS>180mm Hg			0,28
sim	10	1	
não	47	17	
DBP>90mmHg			1
sim	7	2	
não	50	16	
Fc >120cpm			
sim	14	6	0,67
não	42	12	
Fc 90-120cpm			0,66
sim	32	12	
não	24	6	
Fc<90cpm			0,162
sim	9	0	
não	47	18	
não	55	15	
RHJ: refluxo hepato-jugular; TSJ: junção jugular espontânea; OMI: edema de membros inferiores; PAS: pressão arterial sistólica, DBP: pressão arterial diastólica; Fc: frequência cardíaca			

Quadro XII: Correlação dos sinais neurológicos com a mortalidade intra-hospitalar			
Parâmetros	Grupo Sobrevivente	Grupo falecido	p
SG ≤8			0,086
sim	2	3	
não	55	15	
SG 9-14			1
sim	13	4	
não	44	14	
SG a 15			0,31
sim	42	11	
não	15	7	
Temperatura> 38°C			0,92
sim	12	3	
não	33	11	

SG: pontuação de Glasgow

Quadro XIII: Correlação dos parâmetros biológicos com a mortalidade intra-hospitalar

Características	Grupo sobreviventes	Grupo falecido	P
Ureia>0.45g/L			0,005
sim	34	18	
não	21	0	
Creatinina>12mg/L			0,72
sim	28	9	
não	27	9	
Hemoglobinemia< 10g/dl			0,775
sim	6	3	
não	47	14	
WBC>10000/mm3			0,16
sim	34	15	
não	19	2	
WBC<4000/mm3			1
sim	4	1	
não	53	17	
CRP>10mg/L			0,004
sim	33	18	
não	17	0	

WBC: glóbulos brancos; CRP: proteína C-reativa

O pH inicial estava significativamente correlacionado com a mortalidade (p=0,044)

Por outro lado, o capnia não estava significativamente correlacionado com a mortalidade (p=0,46).

Quadro XIV: Correlação das etiologias das LRA com a mortalidade intra-hospitalar

Características	Grupo sobreviventes	Grupo falecido	P
DABPCO superinfecção			1
sim	14	4	
não	43	14	
DABPCO ICA			1
sim	11	3	
não	46	15	
DABPCO PNP			0,435
sim	9	1	
não	48	17	
Isolado ICA			1
sim	11	3	
não	46	15	
PNP ICA			0,588
sim	3	2	
não	54	16	
PNP			1
sim	1	0	
não	56	18	
PE			1
sim	1	0	
não	56	18	

DABPCO: descompensação aguda de doença pulmonar obstrutiva crónica; ICA: insuficiência cardíaca aguda; PNP: pneumonia; PE: embolia pulmonar.

DISCUSSÃO

Os resultados do nosso estudo mostraram que dos setenta e cinco pacientes recolhidos, com idade superior a sessenta e cinco anos e que necessitavam de VNI, 55% dos pacientes tinham mais de um diagnóstico etiológico de IRA. Os diagnósticos etiológicos seleccionados foram DABPCO em 72% dos pacientes, CIA em 61%, pneumopatia em 37%, e embolia pulmonar em 1% dos casos. O sucesso clínico do tratamento ventilatório não-invasivo foi observado em 68% dos pacientes, 61% dos quais tiveram alta em casa. A taxa de mortalidade intra-hospitalar foi de 24% e 8% dos pacientes foram transferidos para uma unidade de cuidados intensivos. Além disso, a ventilação invasiva foi utilizada em 1,3% dos pacientes. Os factores clínicos correlacionados com o risco de mortalidade na análise univariada foram: história de hipertensão (p=0,026), refluxo hepato-jugular (p=0,028) e IMO (p=0,016). Os factores biológicos foram: ureia sanguínea (p=0,005), CRP (p=0,004) e pH inicial (p=0,044). Os sinais clínicos iniciais de angústia respiratória, diagnóstico etiológico de ARF, e índice de Charlson não estavam correlacionados com o risco de mortalidade (p>0,05).

I- Características gerais da população estudada

▪Idade

A população idosa continua a crescer todos os anos, como parte do fenómeno global do envelhecimento (1,7). O National Institute on Aging (NIA) estima que as pessoas com mais de 65 anos de idade representam actualmente 8% da população mundial (7). Devido à sua fragilidade e às patologias mais frequentes relacionadas com o envelhecimento, estas pessoas necessitam mais frequentemente de cuidados (2,8). De facto, o número de doentes idosos que necessitam de hospitalização ou cuidados intensivos está a aumentar significativamente (9). No entanto, estes pacientes entram mais frequentemente no hospital através do serviço de urgência (1). De acordo com a OMS, a pessoa idosa é definida por uma idade cronológica superior a 65 anos (2). No nosso estudo, incluímos doentes que satisfazem este critério (1,2). Uma revisão recente da literatura sobre VNI nos idosos centrou-se nesta mesma categoria etária, ou seja, mais de 65 anos (9). De facto, nos Estados Unidos, o NIA define três tipos de idosos: este último grupo representaria 7% da população idosa, e incluiria os "jovens idosos" ou "jovens idosos" cuja idade se situa entre os 65 e 75 anos, os "velhos idosos" ou "velhos idosos" cuja idade se situa entre os 75 e 85 anos, e os "muito idosos" ou "velhos idosos" com mais de 85 anos (7,10). Este último grupo representaria 7% da população idosa. Na literatura, os estudos realizados em indivíduos idosos com ARF utilizando o VNI concentraram-se em diferentes grupos etários (11-13). Entre eles, um estudo comparou os três grupos etários definidos pelo NIA e incluiu 56,2% de doentes com mais de 75 anos de idade (13). No nosso estudo, este grupo representava 50,7% dos doentes.

- **História patológica**

De acordo com uma grande revisão sistemática de estudos em sete países de elevado rendimento, mais de metade de todas as pessoas idosas têm multimorbilidade, com uma elevada prevalência na velhice (14). No nosso estudo, o índice médio de Charlson era de 5, o que marca um terreno frequentemente pesado com comorbilidades tendo como antecedentes mais frequentes a doença COPD (67%) e a hipertensão (51%). Os nossos resultados mostraram um índice de Charlson mais elevado do que estudos comparáveis na literatura (12).

- **Diagnósticos etiológicos de insuficiência respiratória aguda**

A IRA é uma complicação frequente em sujeitos idosos, particularmente naqueles com doença cardiopulmonar crónica (15). Um estudo prospectivo observacional mostrou que os principais diagnósticos encontrados entre os doentes idosos que apresentavam LRA no departamento de emergência foram CIA, pneumonia, DABPCO, embolia pulmonar e asma (16).No nosso estudo, as etiologias da IRA foram, por ordem de frequência, DABPCO (72%), ICA (61%), pneumonia (37%) e embolia pulmonar (1%).

II- Dificuldades encontradas na gestão de doentes idosos com ARF no departamento de emergência

- **Particularidades fisiológicas e fisiopatológicas do sujeito idoso**

Os idosos são sujeitos complexos, caracterizados por uma grande diversidade do seu estado de saúde e nível funcional. São frágeis, correndo o risco de perder a sua autonomia em qualquer momento após uma situação aguda.

O seu estado crítico apresenta-se frequentemente como uma descompensação funcional, uma "confusão, depressão, queda ou descompensação nutricional" (1). Esta descompensação é causada pelo aparecimento de doenças crónicas e/ou agudas num terreno mais ou menos enfraquecido pelo envelhecimento.

Vários elementos podem somar para descompensação de uma função (17):

o Os efeitos do envelhecimento que reduzem progressivamente as reservas funcionais sem causarem em si mesmos a descompensação.

o Condições crónicas adicionais que prejudicam a função.

o Os factores de descompensação são frequentemente múltiplos e associados no mesmo paciente: condições médicas agudas, patologia iatrogénica e stress psicológico.

Durante a descompensação da função respiratória, os efeitos do envelhecimento reflectem-se em alterações fisiológicas relacionadas com a idade na função pulmonar e no sistema cardiovascular (18).

▪Dificuldades diagnósticas

A semiologia dos idosos é frequentemente atípica e enganadora, o que pode explicar as dificuldades da abordagem diagnóstica, particularmente durante a dispneia, principal sintoma da IRA e motivo frequente de consulta dos idosos nas urgências (18). De facto, entre as apresentações clínicas, a asma cardíaca é mais frequente nos idosos e, apesar da presença de broncoespasmo, reflecte uma descompensação aguda da insuficiência cardíaca (18,19). Do mesmo modo, o diagnóstico de pneumopatia é muitas vezes difícil de estabelecer, por um lado clinicamente, devido à possível ausência de febre, mas também devido a anomalias radiológicas pré-existentes (18,20). Por outro lado, as dificuldades de diagnóstico estão ligadas à polipatologia ou "multimorbidades" frequentemente interligadas do idoso (1, 2, 8, 18).Segundo a OMS, é essencial considerar não só a presença de doenças específicas individualmente, mas sobretudo a forma como estas interagem (2,21,22). No nosso estudo, várias etiologias foram frequentemente encontradas no mesmo doente. De facto, mais de metade dos pacientes (55%) tiveram mais de um diagnóstico etiológico para a sua LRA. Os diagnósticos ICA, DABPCO e pneumopatia foram assim frequentemente associados.

▪ Dificuldades terapêuticas

Quando um paciente idoso com ARF se apresenta no departamento de emergência, é essencial instituir rapidamente um tratamento etiológico apropriado. Quando o paciente se apresenta com várias etiologias, o médico deve assegurar-se de que as diferentes terapias são toleradas. Além disso, o risco de interacções medicamentosas em adultos idosos com comorbilidade, pode limitar a utilização de tratamentos farmacológicos potencialmente benéficos (23). Por conseguinte, são necessárias abordagens inovadoras para identificar os melhores tratamentos indicados para adultos mais velhos com comorbilidades (2). Entre as técnicas de assistência respiratória, a VNI pode ser indicada no sujeito idoso após a eliminação das contra-indicações (5). A escolha da modalidade e dos parâmetros difere de acordo com a etiologia, assim como os objectivos terapêuticos.

Consequentemente, o tratamento ventilatório pode também apresentar certas dificuldades relacionadas com a polipatologia do sujeito idoso. Assim, ao praticar a VNI, o modo CPAP, indicado durante um ICA, pode agravar um DABPCO. De facto, um elevado fluxo de oxigénio pode agravar a hipoventilação em caso de hipoventilação crónica. Quanto ao nível de PEEP, pode aumentar o risco de ocorrência de barotrauma nesta situação. A adaptação dos parâmetros ventilatórios é assim feita de acordo com os objectivos terapêuticos relacionados com o terreno, a patologia causal e finalmente a resposta clínica do paciente.

III-A utilização de VNI nas pessoas idosas no departamento de urgências: fundamentos para uma escolha terapêutica

A utilização de VNI está a tornar-se cada vez mais generalizada no departamento de emergência, particularmente nos idosos (4). De facto, esta técnica ventilatória permite evitar o recurso à intubação orotraqueal em muitas situações agudas (9), e consequentemente reduz o risco de complicações relacionadas com a ventilação invasiva, que são mais susceptíveis de ocorrer nos idosos (9,15,24,25).

Por outro lado, a VNI reduz a duração da estadia no hospital (26), o que pode ser de grande interesse nos departamentos de emergência que muitas vezes proporcionam toda a gestão de idosos que sofrem de IRA. Isto deve-se ao número limitado de lugares na reanimação nos hospitais públicos relativamente ao número de pacientes que necessitam de cuidados intensivos. Além disso, a VNI pode ser indicada em muitas etiologias de IRA com uma eficácia que difere de acordo com o diagnóstico (26). A sua eficácia tem sido amplamente estabelecida durante a CIA e DABPCO (5,15,26,27), frequentemente encontrada nos idosos (16).

De acordo com as recomendações da European Respiratory Society e da American Thoracic Society publicadas em 2017 relativamente à aplicação clínica da VNI durante a ARF, é fortemente indicada durante DABPCO com hipercapnia. De facto, permite uma melhoria dos sintomas com correcção da acidose respiratória. Reduz também a necessidade de ventilação invasiva, estadia hospitalar e mortalidade (26). É portanto uma escolha preferencial para pacientes com acidose respiratória aguda, com acompanhamento atento dos pacientes e a possibilidade de recurso rápido à ventilação invasiva em caso de não melhoria (26,28). No nosso estudo, o DABPCO foi muito frequente, ou seja, em 72% dos pacientes.No que diz respeito ao ICA, presente em 61% dos nossos pacientes, os dados da literatura mostram que a VNI permite reduzir o uso de ventilação invasiva durante o ICA e a mortalidade hospitalar com efeitos semelhantes para o modo CPAP e VS-AI-PEP de acordo com vários estudos (29,30,31,32).Finalmente, a VNI é também indicada noutras situações de IRA, nomeadamente em doentes imunocomprometidos, durante o contexto de cuidados paliativos, pós-cirúrgicos ou pós-traumáticos. Notamos que não foi emitida nenhuma recomendação relativa à nova IRA, asma aguda grave, e infecção viral pandémica, com base em dados da literatura (26).

Contudo, no que diz respeito à ARF de novo, alguns estudos identificaram populações susceptíveis de beneficiar da ARF hipoxémica, doença pulmonar aguda adquirida na comunidade e/ou síndrome de angústia respiratória aguda precoce, sujeitas a condições pré-estabelecidas. De facto, estes pacientes devem ser geridos por uma equipa de cuidados experiente, com acompanhamento atento e reavaliação precoce após o início da VNI, a fim de decidir sobre um recurso rápido à ventilação invasiva na ausência de melhorias. Finalmente, estes pacientes devem ser bem seleccionados, excluindo em particular aqueles com perturbações da consciência, disfunções orgânicas e/ou sinais de choque (26). No nosso estudo, o diagnóstico de doença pulmonar esteve presente em 37% dos pacientes e foi mais frequentemente associado ao DABPCO em 29% dos casos e ao ICA em 7% dos casos.

IV-Factores envolvidos na redução da ventilação invasiva nas pessoas idosas

Em indivíduos idosos, o tratamento ventilatório da ARF está claramente associado a uma diminuição do uso de ventilação invasiva (33,34). Este fenómeno é de origem multifactorial, devido em particular a uma melhor gestão do ICA e DABPCO, mas também a decisões de limitação dos cuidados terapêuticos mais amplamente tomadas neste grupo etário (15,33). De facto, uma vez que o objectivo dos cuidados intensivos é reduzir a morbilidade e mortalidade através do tratamento da falência de órgãos no contexto da reanimação, é essencial ter em consideração os desejos do doente no que diz respeito ao "fim da vida", ao impacto das comorbilidades, à perda de autonomia e ao prognóstico da doença (5,35,36). A presença de um mau prognóstico, associada ao risco deletério da ventilação invasiva e da hospitalização em cuidados intensivos, são todos factores que estão frequentemente envolvidos na decisão de limitar os cuidados terapêuticos (33). Além disso, é certo que a decisão de não entubar "DNI" não pode ser considerada uma indicação para a VNI (9). No entanto, a utilização de VNI para fins paliativos está a tornar-se cada vez mais comum (37,38). No nosso estudo, a intubação foi realizada em apenas 1,3% dos pacientes, enquanto a taxa de mortalidade hospitalar foi de 24%. Estes resultados são consistentes com esta tendência. Assim, a idade avançada dos doentes e as comorbilidades múltiplas influenciam frequentemente a decisão de limitar a escalada terapêutica. Além disso, mais de metade dos nossos pacientes eram "velhos", ou seja, pacientes que tinham "A idade média dos pacientes era de 74 anos (min=65, max=88).Apesar dos avanços tecnológicos, a taxa de mortalidade aumenta com a idade, especialmente nos "velhos mais velhos" (35). De acordo com um estudo, "pacientes muito velhos", isto é, com mais de 85 anos de idade, são potencialmente "bons candidatos para uma estratégia de gestão menos invasiva" (37).Além disso, a nossa população tinha um índice Charlson médio de 5,15 (±1,6), o que indica um terreno frequentemente cheio de comorbilidades, com DPOC (67%) e hipertensão (51%) como os antecedentes mais frequentes. Outras patologias foram também frequentes, tais como diabetes em quase um terço dos pacientes, insuficiência cardíaca em 29%, ACFA em 28% e insuficiência renal em 27% dos casos. A prevalência de multimorbilidade aumenta com a idade e está associada a uma taxa de mortalidade mais elevada (39,40).

V- **Eficácia clínica da VNI nas pessoas idosas**

Devido à sua eficácia clínica e boa tolerância permitida por uma abordagem não invasiva, a VNI tornou-se uma técnica essencial na gestão da IRA (41). No entanto, na literatura, existem poucos dados sobre a sua eficácia clínica nos idosos (9,42). De facto, não existem estudos prospectivos aleatórios suficientes para justificar a escolha do melhor tratamento para a IRA nos idosos (42). Em qualquer caso, parece não haver correlação entre os resultados clínicos da prática da VNI e o factor idade, tendo em conta os dados (41). De facto, estudos demonstraram que a eficácia clínica da VNI durante a IRA não estava dependente da idade (11,12,37,43). Um estudo prospectivo italiano comparando pacientes com menos de 75 anos de idade e os com mais de 75 anos de idade concluiu que não havia diferença significativa na taxa de mortalidade e utilização de intubação orotraqueal durante a IRA hipercápnica na DPOC (11). Outro estudo espanhol, incluindo pacientes com mais de 75 anos de idade colocados em VNI para acidose respiratória com pH<7,35 e capnia>45mmHg, também não mostrou diferença significativa ao comparar a taxa de mortalidade com um grupo com menos de 75 anos (12). O nosso estudo mostrou o sucesso clínico da VNI evidente em 68% dos nossos pacientes, dos quais 61% tiveram alta em casa. Na literatura, os resultados diferem de acordo com os critérios de inclusão e mostram uma taxa global de insucesso de VNI na ARF de qualquer causa que varie entre 20 e 30% (44), sendo o insucesso de VNI definido pelo uso de ventilação invasiva ou pela ocorrência de morte (44). Além disso, os resultados do nosso estudo são comparáveis com os de outros estudos (12,44). A taxa de mortalidade hospitalar foi de 24%, com recurso à ventilação invasiva em 1,3% dos pacientes. Isto pode ser explicado pela frequência das comorbilidades na nossa série, um factor que poderia intervir na decisão de limitar os cuidados.

Quadro XV: Comparação da eficácia clínica de VNI em outros estudos

Autores	Tipo de estudo e ano	Local de estudo	Membros e Pacientes		Critérios de julgamento	Resultados %
Segrelles	Prospectiva	RMU	106	85>75 anos	Mortalidade	21,4
Calvo,	2012					
(12)				21<75	Mortalidade	21,7
Çiftci, (13)	Prospectiva	Ressuscitação	162	>65 anos de idade	Mortalidade	18
	2017				IOT	24,6
Nicolini,	Prospectiva	RMU de emergência	207	121>75 anos	Mortalidade	19,8
(11)	2014				IOT	10,7
				86<75 anos	Mortalidade	10,4
					IOT	11,6
O nosso	Retrospectiva	emergências	75	> 65 anos de idade	Mortalidade	24
estudo,	2017				IOT	1,3

RMU: unidade de monitorização respiratória; IOT: intubação orotraqueal

VI- Factores prognósticos

Na literatura, o sucesso da VNI está inversamente relacionado com o número e gravidade das comorbilidades, o estado de consciência e a resolução precoce dos sinais de angústia respiratória (9). No nosso estudo, os factores clínicos correlacionados com o risco de mortalidade na análise univariada foram: história de hipertensão (p=0).026), refluxo hepato-jugular (p=0,028) e IMO (p=0,016). De facto, os sinais de insuficiência cardíaca direita podem reflectir a gravidade da doença COPD, indicando um estado cardíaco pulmonar crónico e, portanto, um sinal de gravidade relacionado com o terreno (45). Durante a CIA, a presença de refluxo hepato-jugular correlaciona-se com uma pressão de artéria pulmonar oclusiva superior a 20 mmHg (18,46,47). Relativamente ao diagnóstico etiológico da ARF, os nossos resultados não demonstraram uma correlação significativa com o risco de mortalidade, o mesmo foi válido para o índice de Charlson. Finalmente, vários factores de prognóstico biológico emergiram deste estudo em análise univariada. Este é o caso da ureia sanguínea (p=0,005), CRP (p=0,004) e pH inicial (p=0,044). Num outro estudo recente em doentes com mais de 65 anos de idade com ARF hipercápnica, o pH inicial e CRP foram também factores prognósticos nos grupos DABPCO e ICA. Entre outros factores, a pontuação GCS, a pontuação APACHE II e a gravidade da dispneia foram preditores independentes da falência da VNI (13).

VII- Limitações do estudo e perspectivas

O nosso estudo foi retrospectivo, o que pode ter tido várias limitações. O atraso no início da VNI, considerado como factor prognóstico, foi variável, dependendo da evolução clínica dos pacientes, mas também, por vezes, das condições logísticas. Por outro lado, teria sido interessante comparar os resultados clínicos observados em idosos versus pacientes com menos de 65 anos de idade e realizar uma análise de subgrupo, a fim de avaliar melhor a eficácia da VNI nos idosos e identificar os pacientes que podem beneficiar mais com ela no departamento de urgência.Além disso, a prática de VNI pode por vezes ser difícil, devido à falta de equipamento mas também de pessoal médico e paramédico, daí a importância de reforçar todos os meios necessários para optimizar a gestão dos pacientes idosos com VNI na sala de emergência.Finalmente, a eficácia clínica da VNI é condicionada pelo nível de experiência da equipa médica e paramédica (41). É portanto essencial encorajar a educação contínua dos profissionais de saúde no domínio da assistência respiratória, dedicando uma secção específica à gestão da população idosa.

CONCLUSÕES

A gestão de doentes idosos que se apresentam com ARF no departamento de emergência pode ser exposta a várias dificuldades. Isto deve-se à fragilidade destes doentes devido ao envelhecimento, mas também às múltiplas comorbilidades cuja prevalência aumenta com a idade. As dificuldades são de natureza diagnóstica, ligadas à sintomatologia atípica e à polipatologia do sujeito idoso, mas são também de natureza terapêutica. De facto, a estratégia terapêutica difere de acordo com a patologia causal. Nos idosos, é portanto essencial compreender como as diferentes etiologias da IRA interagem no mesmo paciente, a fim de adaptar o tratamento e prevenir potenciais complicações. O tratamento é simultaneamente etiológico e sintomático, exigindo assistência respiratória para o paciente cujo prognóstico é iminentemente comprometido. Neste contexto, a utilização da VNI, que se está a generalizar cada vez mais em situações de emergência, pode ser uma boa alternativa para a assistência respiratória. A sua eficácia foi amplamente estabelecida durante a CIA e DABPCO, diagnósticos etiológicos particularmente frequentes no sujeito idoso. Os objectivos deste trabalho foram o estudo das características do tratamento ventilatório não-invasivo no sujeito idoso admitido no departamento de emergência para a IRA e o destaque dos factores preditivos.Realizámos um estudo retrospectivo que incluiu setenta e cinco pacientes com mais de sessenta e cinco anos com uma idade média de 74 anos com uma idade mínima de 65 anos e uma idade máxima de 88 anos. Os nossos resultados mostraram uma predominância masculina com um rácio de sexo de 2,57. O índice mediano de Charlson foi de 5 com um mínimo de 3 e um máximo de 9. Os diagnósticos etiológicos retidos foram DABPCO em 72% dos casos, ICA em 61%, pneumopatia em 37% e embolia pulmonar em 1% dos casos. A VNI foi observada com sucesso em 68% dos nossos pacientes, 61% dos quais tiveram alta em casa. O insucesso da VNI resultou numa taxa de mortalidade hospitalar de 24% e hospitalização na unidade de cuidados intensivos em 8% dos pacientes. A ventilação invasiva foi utilizada em apenas 1,3% dos pacientes. Assim, a frequência das comorbilidades foi um factor que poderia ter influenciado a decisão de limitar os cuidados. Apesar disso, a nossa taxa de mortalidade foi comparável a outros estudos (12,44). Os factores clínicos correlacionados com o risco de mortalidade na análise univariada foram história de hipertensão, refluxo hepato-jugular e OMI (p<0,05). Relativamente aos sinais clínicos iniciais de angústia respiratória e ao diagnóstico etiológico da IRA, os nossos resultados não demonstraram uma correlação significativa com o risco de mortalidade. O mesmo foi válido para o índice de Charlson. Contudo, a associação frequente de comorbilidades agudas destacadas na nossa série poderia explicar, numa base fisiopatológica, as dificuldades encontradas durante a prática da VNI. Além disso, vários factores de prognóstico biológico emergiram deste estudo, tais como a ureia sanguínea, o PCR e o pH inicial (p<0,05). Estes dois últimos factores também foram identificados na literatura (13). Assim, o nosso estudo mostrou que muitas dificuldades podem ser associadas ao tratamento ventilatório não invasivo de pacientes idosos com ARF no departamento de emergência. Contudo, este tratamento permanece interessante, permitindo evitar tanto quanto possível as complicações da ventilação invasiva, uma técnica por vezes considerada demasiado agressiva para pacientes com comorbilidades pesadas. Finalmente, como a gestão terapêutica dos doentes idosos com IRA tem lugar essencialmente no serviço de urgência, é mais do que necessário melhorar as condições logísticas destes serviços a fim de optimizar a utilização desta técnica e melhorar o prognóstico destes doentes.

REFERÊNCIAS

1- Duquesne F. Vulnerabilidade das pessoas idosas. Urgências. 2011;(28):277-91.

2- Beard J, Officer A, Cassels A, Bustreo F, Worning AM, Asamoa-Baah A, et al. Relatório mundial sobre o envelhecimento e a saúde. Genebra: Organização Mundial da Saúde; 2016. pp. 1-296.

3- Perrin C, Jullien V, Lemoigne F. Aspectos práticos e técnicos da ventilação não-invasiva. Rev Mal Respir. 2004;21(3):556-66.

4- Combes X, Jabre P, Vivien B, Carli P. Ventilação não invasiva em medicina de emergência. Annales Françaises De Médecine d'Urgence. 2011;1:260-6.

5- Sociedade Francesa de Anestesia e Cuidados Intensivos, Sociedade de Pneumologia de Língua Francesa, Sociedade de Cuidados Intensivos de Língua Francesa. Ventilação não invasiva em insuficiência respiratória aguda (excluindo neonatos). 3ème Conférence de Consensus. Paris: SFAR, SPLF, SRLF; 2006.

6- Roch A, Mercier E. Uma actualização sobre ventilação mecânica invasiva - Principais modos ventilatórios na ventilação mecânica invasiva em adultos. Ressuscitação. 2011;20 Suppl2:S530-S4.

7- Li RM, Ladarola AC, Maisano CC. Porque é que o envelhecimento da população é importante: uma perspectiva global. U.S. Department of Health and Human Services; 2007. p. 1-32.

8- Henrard JC. Saúde na velhice. Notícias e Questões de Saúde Pública. 1997;(20):2-11.

9- Piroddi IMG, Barlascini C, Esquinas A, Braido F, Banfi P, Nicolini A. Ventilação mecânica não invasiva em pacientes idosos: Uma revisão narrativa. Geriatr Gerontol Int. 2017;17(5):689-96.

10- Lalive d'Epinay C, Spini D. Old age: um campo de investigação recente. Gerontologia e Sociedade. 2007;123:31-54.

11- Nicolini A, Santo M, Ferrera L, Ferrari-Bravo M, Barlascini C, Perazzo A. O uso de ventilação não invasiva em pacientes muito idosos com insuficiência respiratória aguda hipercápnica devido à exacerbação da DPOC. Int J Clin Pract. 2014;68(12):1523-9.

12- Segrelles Calvo G, Zamora García E, Girón Moreno R, Vázquez Espinosa E, Gómez Punter RM, Fernandes Vasconcelos G, et al. Ventilação não invasiva numa população idosa admitida numa unidade de monitorização respiratória: causas, complicações e evolução de um ano. Arch Bronconeumol. 2012;48(10):349-54.

13- Çiftci F, Çiledağ A, Erol S. Ventilação não invasiva para insuficiência respiratória hipercápnica aguda em pacientes mais velhos. Wien Klin Wochenschr. 2017;129(19-20):680-6.

14- Marengoni A, Angleman S, Melis R, Mangialasche F, Karp A, Garmen A, et al. Envelhecimento com multimorbidade: uma revisão sistemática da literatura. Ageing Res Rev. 2011;10(4):430-9.

15- Scala R. Desafios da ventilação não-invasiva para tratar a insuficiência respiratória aguda nos idosos. BMC Pulm Med. 2016;16(1):150.

16- Ray P, Birolleau S, Lefort Y, Becquemin MH, Beigelman C, Isnard R, et al. Insuficiência respiratória aguda nos idosos: etiologia, diagnóstico e prognóstico de emergência. Cuidados com os critérios. 2006;10(3):R82.

17- Bouchon J.P. 1 + 2 + 3 ou como tentar ser eficiente em geriatria? Rev. Prat. 1984;34:888-92.

18- Ray P, Birolleau S, Riou B. Dispneia aguda nos idosos. Rev Mal Respir. 2004;21(5):842.

19- Snashall PD, Chung KF. Obstrução das vias aéreas e hiper-responsividade brônquica na insuficiência ventricular esquerda e estenose mitral. Am Rev Respir Dis. 1991;144(4):945- 56.

20- Prendki V, Huttner B, Perrier A, Reny JL, Stirnemann J. Pneumonia nos idosos: há alguma especificidade? Rev Med Suisse. 2014;10(449):2081-6.

21- Presunto C. As dez características do sistema de cuidados crónicos de alto desempenho. Lei da Política Económica de Saúde. 2010;5(Pt 1):71-90.

22- Eklund K, Wilhelmson K. Resultados de intervenções coordenadas e integradas dirigidas a pessoas idosas frágeis: uma revisão sistemática de ensaios controlados aleatorizados. Health Soc Care Community. 2009; 17(5):447-58.

23- DuBeau CE, Kuchel GA, Johnson T, Palmer MH, Wagg A. Incontinência nos idosos frágeis: relatório da 4ª Consulta Internacional sobre Incontinência. Neurourol Urodyn. 2010;29(1):165-78.

24- Esteban A, Anzueto A, Frutos-Vivar F, Alía I, Ely EW, Brochard L, et al. Resultado de pacientes mais velhos a receberem ventilação mecânica. Med. de Cuidados Intensivos. 2004;30(4):639-46.

25- Pingleton SK. Complicações de insuficiência respiratória aguda. Am Rev Respir Dis. 1988;137(6):1463-93.

26- Rochwerg B, Brochard L, Elliott MW, Hess D, Hill NS, Nava S, et al. Directrizes oficiais da prática clínica ERS/ATS: ventilação não-invasiva para insuficiência respiratória aguda. Eur Respir J. 2017;50(2)1602426.

27- Mosier JM, Hypes C, Joshi R, Whitmore S, Parthasarathy S, Cairns CB. Ventilator Strategies and Rescue Therapies for Management of Acute Respiratory Failure in the Emergency Department. Ann Med. Emerg. 2015;66(5):529-41.

28- Scarpazza P, Incorvaia C, Melacini C, Cattaneo R, Bonacina C, Riario-Sforza GG, et al. Encurtando o espaço para a ventilação invasiva em insuficiência respiratória hipercápnica. Int J COPD. 2013;8:135-7.

29- Cabrini L, Landoni G, Oriani A, Plumari VP, Nobile L, Greco M, et al. Ventilação não invasiva e sobrevivência em ambientes de cuidados agudos: uma revisão sistemática abrangente e meta-análise de ensaios controlados aleatorizados. Critérios de Cuidados Médicos. 2015;43(4):880-8.

30- Gray A, Goodacre S, Newby DE, Masson M, Sampson F, Nicholl J, et al. Ventilação não invasiva em edema pulmonar cardiogénico agudo. N Engl J Med. 2008;359(2):142-51.

31- Potts JM. Ventilação por pressão positiva não-invasiva: efeito sobre a mortalidade no edema pulmonar cardiogénico agudo: uma meta-análise pragmática. Pol Arch Med Wewn. 2009;119(6):349-53.

32- Plaisance P, Pirracchio R, Berton C, Vicaut E, Payen D. Um estudo aleatório da pressão positiva contínua das vias aéreas extra-hospitalares para edema pulmonar cardiogénico agudo: efeitos fisiológicos e clínicos. Eur Heart J. 2007;28(23):2823-4.

33- Vargas N, Esquinas AM. A utilização reduzida de entubações em doentes idosos no departamento de urgências: Muitas percepções por detrás de uma tendência histórica. Am J Emerg. Med. 2018;36(12)2321.

34- Johnson T, Richman P, Allegra JR, Eskin B, Seger J. As intubações em pacientes idosos diminuíram de 1999 a 2014 - resultados de um estudo de coorte multicêntrico. Am J Emerg. Med. 2018;36(11):1964-6.

35- Vargas N, Tibullo L, Landi E, Carifi G, Pirone A, Pippo A, et al. Cuidar de pacientes mais velhos gravemente doentes: uma revisão clínica. Envelhecimento Clin Exp Res. 2017;29(5):833- 45.

36- Garrouste-Orgeas M, Timsit JF, Montuclard L, Colvez A, Gattolliat O, Philippart F, et al. Processo de tomada de decisão, resultado, e qualidade de vida de 1 ano dos octogenários referidos para a admissão na unidade de cuidados intensivos. Médicos de Cuidados Intensivos. 2006;32(7):1045-51.

37- Schortgen F, Follin A, Piccari L, Roche-Campo F, Carteaux G, Taillandier-Heriche E, et al. Resultados da ventilação não invasiva em pacientes muito idosos. Ann Cuidados Intensivos. 2012;2(1):5.

38- Perrin C, Jullien V, Duval Y, Defrance C. Local de ventilação não invasiva em cuidados paliativos e em fim de vida. Rev Mal Respir. 2008;25(10):1227-36.

39- Van den Akker M, Buntinx F, Metsemakersl JFM, Roos S, Knottnerus JA. Multimorbilidade na prática geral: prevalência, incidência, e determinantes de doenças crónicas e recorrentes co-ocorrentes. J Clin Epidemiol. 1998;51(5):367-75.

40- Gijsen R, Hoeymans N, Schellevis FG, Ruwaard D, Satariano WA, Van den Bos GA. Causas e consequências da comorbidade: uma revisão. J Clin Epidemiol. 2001;54(7):661-74.

41- Cuvelier A, Benhamou D, Muir JF. Ventilação não invasiva de doentes idosos na unidade de cuidados intensivos. Rev Mal Respir. 2003;20(3):399-410.

42- Nava S, Grassi M, Fanfulla F, Domenighetti G, Carlucci A, Perren A, et al. Ventilação não invasiva em doentes idosos com insuficiência respiratória hipercápnica aguda: um ensaio aleatório controlado. Envelhecimento. 2011;40(4): 444-50.

43- Ozsancak Ugurlu A, Sidhom SS, Khodabandeh A, Ieong M, Mohr C, Lin DY, et al. Uso e Resultados da Ventilação Não-Invasiva para Falhas Respiratórias Agudas em Diferentes Grupos Etários. Cuidados Respiratórios. 2016;61(1):36-43.

44- Lari F, Pilati G, Bragagni G, Di Battista N. Utilização de ventilação não-invasiva para insuficiência respiratória aguda nas enfermarias de medicina geral. Eur J de Intern Med. 2008;19(1):s10-s11.

45- Chaouat A. Coração pulmonar crónico na DPOC. Rev Mal Respir. 2009;26(10):1184-5.

46- Stevenson LW, Perloff JK. A disponibilidade limitada de sinais físicos para estimar a hemodinâmica na insuficiência cardíaca crónica. JAMA. 1989;261(6):884-8.

47- Butman SM, Emy GA, Standen JR, Kern KB, Hahn E. Exame cardiovascular à beira da cama em pacientes com insuficiência cardíaca crónica grave: importância do repouso ou da distensão venosa jugular induzível. J Am Coll Cardiol. 1993;22(4):968-74.

O ÍNDICE DE COMORBIDADE CHARLSON

Age		
	<50 years	0
	50–59 years	+1
	60–69 years	+2
	70–79 years	+3
	≥80 years	+4

Myocardial infarction History of definite or probable MI (EKG changes and/or enzyme changes)	No 0	Yes +1
CHF Exertional or paroxysmal nocturnal dyspnea and has responded to digitalis, diuretics, or afterload reducing agents	No 0	Yes +1
Peripheral vascular disease Intermittent claudication or past bypass for chronic arterial insufficiency, history of gangrene or acute arterial insufficiency, or untreated thoracic or abdominal aneurysm (≥6 cm)	No 0	Yes +1

CVA or TIA	No 0	Yes +1
Dementia Chronic cognitive deficit	No 0	Yes +1
COPD	No 0	Yes +1
Connective tissue disease	No 0	Yes +1
Peptic ulcer disease Any history of treatment for ulcer disease or history of ulcer bleeding	No 0	Yes +1
Liver disease Severe = cirrhosis and portal hypertension with variceal bleeding history, moderate = cirrhosis and portal hypertension but no variceal bleeding history, mild = chronic hepatitis (or cirrhosis without portal hypertension)	None 0	Mild +1
	Moderate to severe +3	

Diabetes mellitus	None or diet-controlled		0
	Uncomplicated		+1
	End-organ damage		+2
Hemiplegia	No 0	Yes +2	
Moderate to severe CKD Severe = on dialysis, status post kidney transplant, uremia, moderate = creatinine >3 mg/dL (0.27 mmol/L)	No 0	Yes +2	
Solid tumor	None 0	Localized +2	Metastatic +6
Leukemia	No 0	Yes +2	
Lymphoma	No 0	Yes +2	
AIDS	No 0	Yes +6	

Total	Probabilité de survie à 10 ans
0	99%
1	96%
2	90%
3	77%
4	53%
5	21%
6	2%
>6	0%